L'OURAGAN

DU 26 JUILLET 1896

DANS LE

DÉPARTEMENT DE LA SEINE

PAR

M. PAUL VINCEY

INGÉNIEUR AGRONOME
PROFESSEUR DÉPARTEMENTAL D'AGRICULTURE
EXPERT AU TRIBUNAL DE 1re INSTANCE DE LA SEINE

PARIS

TYPOGRAPHIE CHAMEROT ET RENOUARD

19, RUE DES SAINTS-PÈRES, 19

——

1896

&Z
SENNE
10.502

L'OURAGAN

DU 26 JUILLET 1896

DANS LE

DÉPARTEMENT DE LA SEINE

PAR

M. PAUL VINCEY

INGÉNIEUR AGRONOME
PROFESSEUR DÉPARTEMENTAL D'AGRICULTURE
EXPERT AU TRIBUNAL DE 1re INSTANCE DE LA SEINE

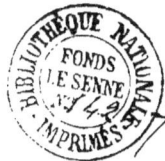

BIBLIOTHÈQUE NATIONALE
FONDS LE SENNE
142
IMPRIMÉS

PARIS

TYPOGRAPHIE CHAMEROT ET RENOUARD

19, RUE DES SAINTS-PÈRES, 19

—

1896

8°Z le Senne 40.408

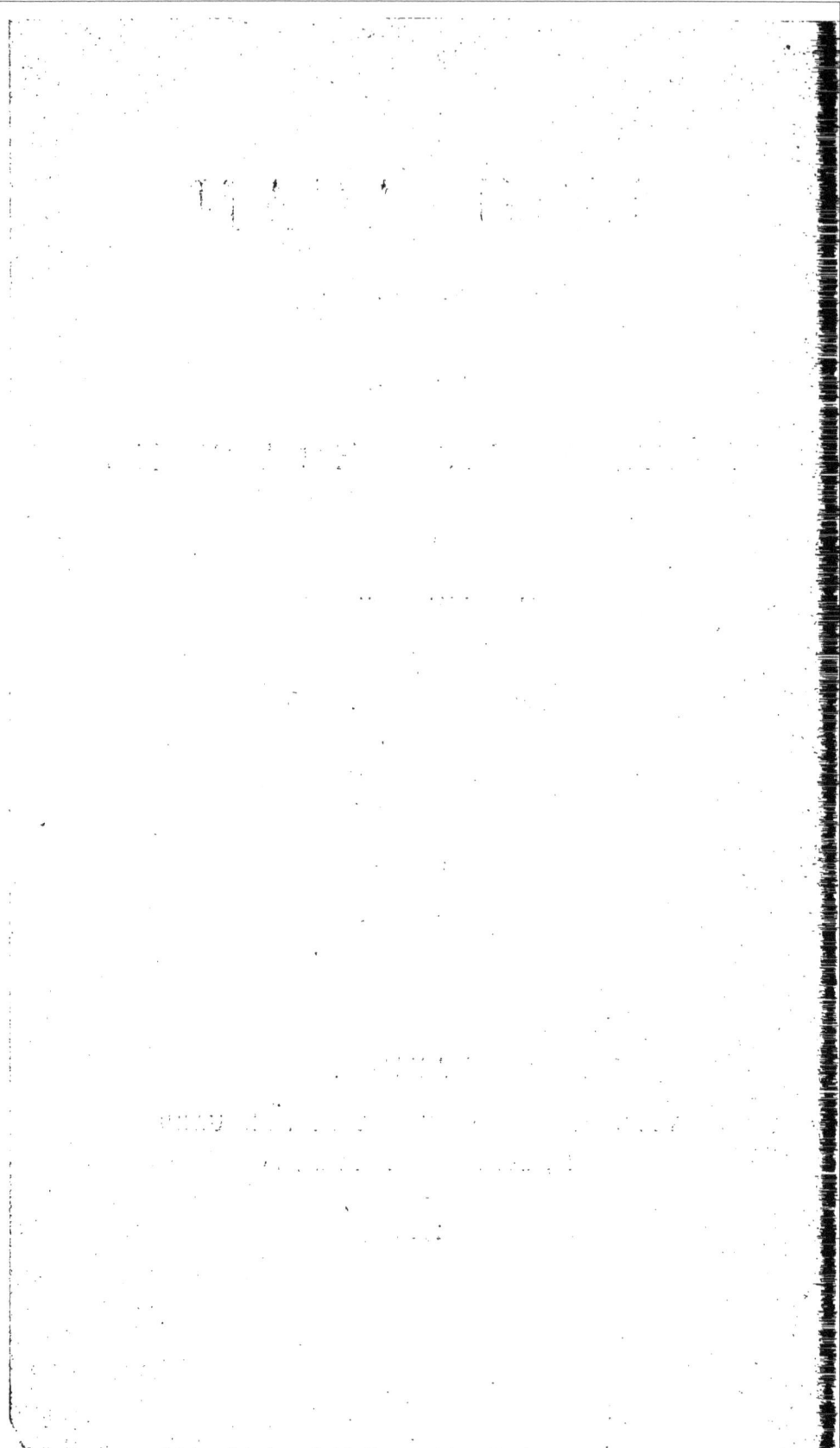

L'OURAGAN DU 26 JUILLET 1896

DANS LE DÉPARTEMENT DE LA SEINE

I

Du fait de l'orage, la journée du 26 juillet 1896 a été particulièrement désastreuse pour les cultures du département de la Seine. Venant tous de la direction sud-ouest, pour se diriger vers le nord-est, six orages successifs ont, ce jour-là, intéressé la région parisienne. Le dernier, celui de 4 heures du soir, ayant duré de 8 à 10 minutes, a exercé ses ravages sur une quinzaine de mille d'hectares du département de la Seine. Au sud-ouest, il est entré dans la zone départementale par le territoire des communes de Châtenay, Sceaux et Fontenay-aux-Roses. Il a frappé sur Bagneux, Arcueil, une partie de Gentilly, Montrouge, Châtillon et Malakoff. Il a pris Paris en écharpe, pour atteindre Saint-Mandé, Vincennes, Fontenay-sous-Bois, Bagnolet, Montreuil, Rosny, Villemomble, les Lilas, Romainville, Noisy, Bondy, le Pré-Saint-Gervais, Pantin, Bobigny, Drancy, ainsi qu'une partie du Bourget.

L'ouragan avait une vitesse moyenne d'environ 25 mètres par seconde. Durant les 8 à 10 minutes qu'il a duré, il est tombé de 20 à 40 millimètres de pluie. Elle était abondamment mélangée de grêlons presque uniformes, de 20 millimètres de diamètre.

Les arbres, notamment dans la région centrale de la

zone frappée, ont eu considérablement à souffrir. Les plus maltraités sont ceux à bois blanc, et ceux dont le fût était le siège d'altérations. Pas plus que les plantations d'alignement, les arbres fruitiers n'ont été épargnés. Partout les fruits jonchent le sol. Ceux qui restent encore suspendus aux arbres sont criblés de plaies grêleuses, et n'ont à peu près plus aucune valeur. Dans la région fruitière de Montreuil, vers les murs de palissage, toute la production de pêches, de poires et de pommes de l'exposition du couchant est complètement anéantie. Outre la récolte sacrifiée, bon nombre de pêchers devront être remplacés. Les espaliers exposés ou protégés à l'est ont été relativement préservés.

Les céréales, dont la culture est assez peu développée dans la périmètre de l'orage, étaient heureusement en grande partie moissonnées lors du sinistre. En blé, avoine et orge, le peu de ces récoltes qui restait sur pied a été complètement saccagé et détruit. Les javelles et les gerbes, même celles en tas dans les champs, ont aussi beaucoup souffert des coups de grêle. Les cultures de betteraves, choux, oseille, chicorée, oignons et, en général, toutes les plantes à feuillage tendre, ont été considérablement maltraitées.

Les cultures maraîchères, si importantes dans la région frappée, tant dans la banlieue qu'à Paris, sont presque littéralement ravagées. Les vitraux eux-mêmes ont été cassés en grande partie. Le désastre aura été particulièrement pénible pour les jardiniers-maraîchers.

Les productions florales et ornementales n'ont pas été plus épargnées. Ici également, à la ruine des plantes, vient s'ajouter la perte d'une partie du matériel d'exploitation, du fait du bris des vitres.

La vigne, qui promettait une fort abondante production est complètement saccagée sur beaucoup de points. Dans l'étendue du périmètre de l'orage, on doit estimer les pertes moyennes à 60 p. 100 de la récolte.

Il ne serait possible d'évaluer les dégâts subis par l'agriculture départementale qu'au moyen d'une enquête sur place, faite avec le concours des municipalités.

Paris, le 30 juillet 1896.

II

Ainsi qu'il est indiqué au tableau synoptique ci-joint, l'ouragan du 26 juillet 1896 a frappé 25 communes du département de la Seine, réparties dans 2 cantons de l'arrondissement de Saint-Denis, et 5 cantons de l'arrondissement de Sceaux.

Afin de pouvoir donner une suite utile aux demandes de dégrèvement et de secours qui devaient être présentées en raison de ces dommages, l'Administration préfectorale a pris l'initiative de faire procéder à une enquête dans toutes les communes où le fléau a passé. A cet effet, dans chaque municipalité, il a été institué une commission chargée de déterminer la nature et l'importance des dégâts. Elle était composée : 1° du maire de la commune; 2° du contrôleur des contributions directes; 3° du conseiller général du canton; 4° d'un des commissaires répartiteurs de la commune. Selon des états uniformes, dressés à cet effet, chaque Commission communale avait à fournir des renseignements sur les cultivateurs sinistrés; la désignation des fonds détruits ou endommagés; leur nature et leur contenance; l'évaluation des pertes subies en capital et en récoltes; enfin, sur la situation pécuniaire des perdants.

Ce n'est qu'à la date du 4 novembre 1896 que la totalité des renseignements fournis par les commissions communales est parvenue à l'Administration.

Les commissions locales n'ont pas toutes apprécié à un unique et même point de vue la nature et l'étendue des renseignements qu'elles étaient appelées à produire. Relativement à l'évaluation des pertes notamment, soit en capital, soit en récolte, si un bon nombre d'entre elles ont mentionné la totalité des dégâts, quelques-unes, par contre, se sont bornées à indiquer seulement les pertes subies par les seuls cultivateurs *nécessiteux*. Toutes les commissions, n'ont plus, non pas fourni les renseignements demandés relativement aux contenances des fonds endommagés, ainsi que sur la situation personnelle des perdants. A quelques commissions locales particulièrement, il n'a pas semblé qu'il fût sans inconvénients pour les intéressés de catégoriser les agriculteurs sinistrés en indigents, nécessiteux, peu aisés, etc. C'est ainsi que sur les 1 051 réclamations particulières, on n'a des renseignements sur l'état de fortune des sinistrés que sur 104 d'entre eux. Parmi ces derniers : 36 seraient indigents ; 187, peu aisés. Il y aurait seulement 3 réclamations pour lesquelles l'évaluation des pertes serait notoirement exagérée.

Quoi qu'il en soit, d'après les renseignements des commissions communales, du fait de l'ouragan du 26 juillet, l'agriculture départementale aurait subi des pertes se chiffrant à la somme de 1 303 780 fr. 57, dont 80 385 fr. 50 seulement en capital, et 1 223 395 fr. 07, en récoltes de diverses natures.

Tout compté, il y a lieu d'admettre que l'ensemble des pertes éprouvées par les cultivateurs privés n'est pas moindre de 1 800 000 francs. Les récoltes qui ont eu le plus à souffrir couvraient une superficie (Paris non compris) que l'on doit évaluer à 1 200 hectares. Il en ressort une perte moyenne, en capital et en récolte, à l'hectare, de 1 500 francs. Il n'y a aucunement lieu d'en être surpris, si l'on considère que beaucoup de cultures riches ont été frappées, telles que celles maraîchères, potagères, fruitières, ornementales, viticoles, etc., dont la valeur du produit brut à l'hectare vaut communément plusieurs milliers de francs.

Les deux arrondissements ont été inégalement frappés. Celui de Sceaux n'aurait éprouvé que 32 p. 100 du désastre ; tandis que l'arrondissement de Saint-Denis aurait subi 68 p. 100 des pertes départementales, Paris non compris. Dans ce dernier arrondissement, le canton de Noisy-le-Sec, à lui seul, aurait perdu les 58/100 de la totalité, soit 746 972 fr. 60. Les deux communes de Bobigny et de Drancy y figurent pour 350 762 fr. 25 et 292 899 fr. 55. Le canton de Pantin, pour quatre communes seulement, où Bagnolet à particulièrement souffert, intervient pour 178 991 francs, soit les 18/100 de l'ensemble. Dans l'arrondissement de Sceaux les communes les plus éprouvées sont : Bagneux, pour 126 699 francs, soit 9 p. 100 ; Montreuil-sous-Bois, pour 119 545 fr. 50, soit 9 p. 100 également ; Arcueil-Cachan, pour 40 930 francs, soit 3 p. 100, et Gentilly, pour 23 776 francs, soit 2 p. 100 de l'ensemble des pertes.

Étant donnés les points de vue différents auxquels se sont placées les commissions communales d'estimation, ainsi qu'il est indiqué précisément, par une enquête comparative d'ensemble, il a semblé qu'il avait lieu de procéder à une répartition corrective de toutes les pertes

ARRONDISSEMENTS	CANTONS	COMMUNES	DÉSIGNATION DES FONDS DÉTRUITS OU ENDOMMAGÉS	
			NATURE	CONTENANCES (1)
SAINT-DENIS	Pantin. . . .	Bagnolet	Vignes, fruits, fleurs.	11,83,07
	—	Les Lilas. . . .	Jardins, légumes, serres, etc. . .	1,26,00
	—	Le Pré-S¹-Gerv.	Culture maraîchère, fruitière, fleurs, cloches, châssis, etc. . .	7,00,06
	—	Pantin	Culture maraîchère, fleurs. . . .	16,57,00
	Noisy-le-Sec.	Bobigny.	Cult. maraîchère, arbres fruitiers, légumes divers, céréales, etc. .	223,12,83
	—	Bondy	Pommes de terre, haricots, choux, carottes, avoine, graines, fruits.	49,50,37
	—	Le Bourget. . .	Graines d'oignons et de betterave.	67,00
	—	Drancy.	P. de terre, choux, graines, raisins, haricots, cult. maraîch., fruits, etc.	228,77,12
	—	Noisy-le-Sec . .	Vignes, légumes, arbres, avoine, divers, etc.	14,68,86
	—	Romainville. . .	Vignes, avoines, arbres fruitiers, fleurs, graines, espaliers, etc. .	14,36,69
	—	Rosny-s.-Bois. .	Vignes, haricots, fruits, oignons.	7,97,00
	—	Villemomble . .	Vignes, fourrages, avoines, choux, fruits, fleurs, divers, etc. . . .	5,78,26
	Montreuil-s.-Bois .	Montreuil-s.-Bois	Cult. maraic., vignes, fruits, jard.	40,47,97
	Vincennes. .	Fontenay-s.-Bois	Vignes, légumes, fruits, arbres, etc.	7,65,26
	—	Saint-Mandé . .	Plants, légumes, fleurs, vignes, poiriers, haricots, etc..	80,00
	—	Vincennes. . . .	Culture maraîchère, vignes, jardins, voitures, etc.	10,10
SCEAUX	Villejuif. . .	Arcueil-Cachan.	Culture maraîchère, melons, cloches, châssis, etc.	»
	—	Gentilly.	Cult. maraîchère, melons, tomates, salades, haricots, fruits, cloches.	14,33,38
	Sceaux. . . .	Bagneux	Vignes, blé, avoine, pommes de terre, fruits, betterave, haricots.	79,63,71
	—	Chatenay. . . .	Vignes, cornichons, avoines, fruits, haricots, etc.	6,94,59
	—	Fontenay-aux-Roses. .	Vignes, pépinière	41,00
	—	Montrouge . . .	Culture maraîchère, fleurs, etc. .	14,18,16
	—	Sceaux	Vignes, culture fruitière et maraîchère, haricots, fraisiers. . . .	»
	Vanves . . .	Châtillon. . . .	Cultures d'ornement.	9,40
		Malakoff	Cult. maraîch. et hortic., vignes .	4,75,00

(1) Les contenances n'ont pas toutes été indiquées.

l'agriculture dans le département de la Seine.

RENSEIGNEMENTS SUR LA SITUATION DES PERDANTS. NOMBRE DES						ÉVALUATION DES PERTES		POUR-CENTAGE		PERTES TOTALES	
IMPOSÉS SINISTRÉS	INDIGENTS	NÉCESSITEUX	PEU AISÉS	AISÉS	Réclamations notoires, exagérées	EN CAPITAL	EN RÉCOLTE	PAR COMMUNE	PAR CANTON	PAR COMMUNE	PAR CANTON
						fr.	fr.			fr.	fr.
56	»	3	48	5	»	»	90 586 »	7		90 586 »	
4	1	3	»	»	»	1 355 »	11 350 »	1		12 705 »	
									13		173 991 »
17	»	17	»	»	»	5 855 »	22 340 »	2		28 195 »	
19	»	15	2	2	»	10 270 »	32 235 »	3		42 505 »	
205	»	»	»	»	»	37 761 »	313 001.25	25		350 762.25	
50	»	24	23	5	»	»	24 596.50	2		24 596.50	
3	»	»	»	»	»	»	3 170 »	1		3 170 »	
116	17	35	21	»	»	»	292 899.55	21		298 899.55	
35	»	»	»	»	»	»	28 425.30	2	55	28 425.30	746 972.60
44	»	29	1	14	»	16 500 »	14 561 »	2		31 061 »	
36	»	36	»	»	»	2 730 »	5 460 »	1		8 190 »	
27	1	7	6	7	3	664.50	7 204 »	1		7 868 »	
144	»	»	»	»	»	»	119 545.50	9	9	119 545.50	119 545.50
34	3	7	20	4	»	80 »	11 117 »	1		11 197 »	
8	1	2	2	1	»	60 »	5 670 »	1	3	5 730 »	19 497 »
5	»	»	»	»	»	430 »	2 140 »	1		2 570 »	
20	»	»	»	»	»	4 030 »	36 900 »	3		40 930 »	
17	»	»	»	»	»	50 »	23 726 »	2	5	23 776 »	64 706 »
79	11	2	»	»	»	»	126 699 »	9		126 699 »	
12	»	»	2	10	»	»	4 438.97	1		4 438.97	
2	»	»	»	»	»	450 »	930 »	1	13	1 380 »	160 817.97
25	1	2	12	10	»	»	12 355 »	1		12 355 »	
83	»	»	»	»	»	»	15 945 »	1		15 945 »	
1	»	»	»	»	»	150 »	7 650 »	1		7 800 »	
11	»	»	»	»	»	»	10 450 »	1	2	10 450 »	18 250 »
1043	35	187	137	58	3	80 385 50	1 223 395 07	100	100	1 303 780 fr. 57	

1 303 780 fr. 57

départementales. Documents communaux en mains, après avoir visité les localités sinitrées, nous avons cru devoir établir ainsi qu'il suit le *pourcentage* des pertes subies du fait de l'ouragan du 26 juillet.

Arrondissement de Saint-Denis. — 62.

Canton de Pantin, 13. — Communes de : Bagnolet, 6; Les Lilas, 1; Le Pré-Saint-Gervais, 2; Pantin, 4.

Canton de Noisy-le-Sec, 49. — Communes de : Bobigny, 15; Bondy, 3; Le Bourget, 1; Drancy, 13; Noisy-le-Sec, 6; Romainville, 4; Rosny-sur bois, 5; Ville-momble, 2.

Arrondissement de Sceaux. — 38.

Canton et commune de Montreuil, 9.

Canton de Vincennes, 4. — Communes de : Fontenay-sous-Bois, 2; Saint-Mandé, 1; Vincennes, 1.

Canton de Villejuif, 8. — Communes de : Arcueil-Cachan, 5; Gentilly, 3.

Canton de Sceaux, 14. — Commune de : Bagneux, 8; Châtenay, 1; Fontenay-aux-Roses, 1; Montrouge, 2; Sceaux, 2.

Canton de Vanves, 3. — Communes de : Chatillon, 1; Malakoff, 2 (pour 100).

C'est aussi suivant cette proportionnalité qu'il conviendrait de répartir entre les communes les indemnités ou secours, des différentes origines, qui pourraient être obtenus pour couvrir partiellement les pertes subies par les cultivateurs.

Faute de renseignements suffisants, qu'il est d'ailleurs bien difficile d'obtenir et de centraliser en dehors des communes, pour l'attribution des secours, il y aurait lieu d'admettre qu'il existe sensiblement la même proportion de nécessiteux dans chaque localité, par rapport au chiffre total des sinistrés. Mieux que qui que ce soit, les membres des commissions communales, qui ont déjà été chargés d'évaluer les pertes, sont capables de répartir entre les sinistrés nécessiteux seulement les secours attribués aux diverses communes.

Les secours capables de pallier (dans une mesure ·bien minime, hélas!), aux pertes subies par les cultivateurs très peu aisés peuvent avoir une origine à la fois ministérielle et départementale. Sur le crédit de 2 370 000 francs, dont le Ministère de l'Agriculture dispose annuellement pour faire face aux pertes normales subies par les cultivateurs *nécessiteux* de toute la France, il est généralement attribué 5 p. 100 de l'importance du désastre, régulièrement constaté, au profit des agriculteurs pauvres, qui seraient dans l'impossibilité de se relever si l'on ne leur venait en aide.

En année ordinaire, le crédit inscrit au Budget de l'Agriculture suffit pour faire droit aux réclamations de tous les nécessiteux reconnus.

A l'occasion de désastres naturels exceptionnellement importants dans des régions plus particulièrement frappées, il est arrivé quelquefois, en cours d'exercice. que le Parlement a voté des crédits tout spéciaux pour y faire face.

Sur les fonds de secours dont ils disposent ordinairement, dans les mêmes circonstances, il est d'usage que les Conseils généraux affectent des crédits particuliers.

Il est de règle également que des remises totales ou partielles d'impôts soient attribuées, dans des cas analogues, aux cultivateurs nécessiteux.

Bien que ces indemnités ne représentent qu'une faible fraction des pertes graves, pour causes météoriques comme celles de l'ouragan du 26 juillet 1896, elles sont toujours fort bien venues chez les modestes agriculteurs, frappés cruellement si souvent dans les fruits de leur pénible labeur.

Assurément que le moyen de prévoyance le plus efficace pour faire face aux pertes, en capital et en récolte, consiste dans les assurances que peuvent contracter les cultivateurs. Ce n'est malheureusement pas l'usage dans la culture si spéciale et si variée de la banlieue parisienne. Les compagnies d'assurances, reculant sans doute devant la difficulté des estimations en cas de sinistres, n'ont d'ailleurs rien fait pour qu'il en fût autrement. Il reste pourtant à la portée des cultivateurs de la Seine la ressource de l'assurance mutuelle contre les accidents de la nature. On peut même en citer de beaux exemples dans le sein des associations syndicales des cultivateurs de la région de Montreuil-sous-Bois et des Jardiniers-Maraîchers de la Seine qui, à l'occasion de l'ouragan de juillet dernier, ont déjà pu distribuer plusieurs milliers de francs à leurs adhérents les plus dignes d'intérêt.

Dans les syndicats professionnels de la culture, ces heureuses tentatives de mutualité dans l'assurance contre les accidents méritent d'être efficacement encouragées par les assemblées délibérantes et les pouvoirs publics.

OURAGAN DU 26 JUILLET 1896

Pourcentage rectifié des pertes éprouvées par l'agriculture.

Pourcentage proposé pour les indemnités.

ARRONDISSEMENTS	CANTONS	COMMUNES	POURCENTAGE DE LA RÉPARTITION DES INDEMNITÉS			OBSERVATIONS
			par Communes.	par Cantons.	par Arrondissem.	
SAINT-DENIS	Pantin	23. Bagnolet	6			
	—	24. Les Lilas	1	13		
	—	25. Le Pré-St-Gerv.	2			
	—	26. Pantin	4			
	Noisy-le-Sec. .	27. Bobigny	15		62	
	— . .	28. Bondy	3			
	— . .	29. Le Bourget. . .	1			
	— . .	30. Drancy.	13	49		
	— . .	31. Noisy-le-Sec . .	6			
	— . .	32. Romainville. . .	4			
	— . .	33. Rosny-s.-Bois. .	5			
	— . .	34. Villemomble . .	2			
	Montreuil-s.-B.	35. Montreuil-s.-B..	9	9		
	Vincennes. . .	36. Fontenay-s.-B..	2			
	— . .	37. Saint-Mandé . .	1	4		
	— . .	38. Vincennes . . .	1			
SCEAUX	Villejuif . . .	56. Arcueil-Cachau .	5	8		
	— . . .	59. Gentilly.	3		38	
	Sceaux. . . .	64. Bagneux	8			
	—	66. Châtenay	1			
	— . . .	68. Fontenay-aux-R.	1	14		
	—	69. Montrouge . . .	2			
	—	70. Sceaux.	2			
	Vanves. . . .	72. Châtillon	1	3		
	—	74. Malakoff	2			
2	7	25	100	100	100	

P A U L   V I N C E Y.

Paris, le 10 novembre 1896.

www.ingramcontent.com/pod-product-compliance
Lightning Source LLC
Chambersburg PA
CBHW070812220326

41520CB00054B/6681